COMMENT ON DÉFEND

SON VISAGE

La Lutte pour la Beauté

COMMENT ON DÉFEND

SON VISAGE

La Lutte pour la Beauté

PAR

Le Dʳ R. DÉSAJON

OFFICIER DE L'INSTRUCTION PUBLIQUE

Avec figures dans le texte

Prix : 1 franc

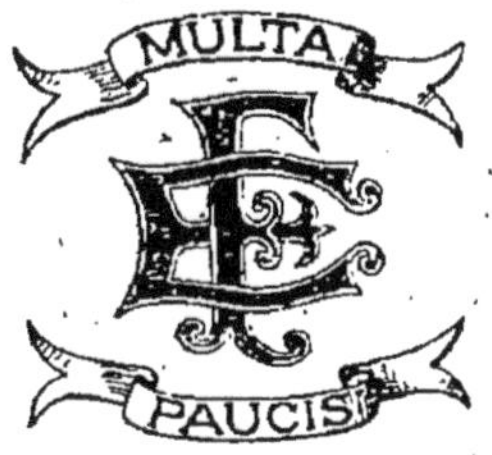

PARIS

L'ÉDITION MÉDICALE FRANÇAISE

29, RUE DE SEINE, 29

AVANT-PROPOS

Comment on défend son Visage ! Ecrit par un médecin ! Cela heurtera, violemment et sûrement, certains préjugés professionnels, aussi l'auteur croit bon et utile de démontrer ce qu'ont d'archaïque et de nuisible aux malades ces préjugés, et tout d'abord d'en faire bonne justice ! Il faut le dire et prendre son parti d'être raillé comme les masseurs, les hypnotiseurs et les électrothérapeutes d'autrefois. Le titre seul de l'ouvrage même fera bondir maints timorés de la profession et le praticien, si éminent soit-il, doit s'attendre à ce que certains confrères, les ennemis, en prennent texte pour dire : « Ah ! je le savais bien qu'il y arriverait (au charlatanisme), il avait tout pour cela ! — alors que les autres, les amis, gémiront : Ah ! il est malheureux, après ses beaux travaux, d'en être réduit là ! » Et pourquoi, raisonnablement, ces accusations qui se sont d'ailleurs en médecine, plus qu'en n'importe quel domaine, toujours appliqué aux novateurs ! Cependant masseurs, électriciens, hypnotiseurs..., gens dont quelques-uns honorent aujourd'hui grandement la carrière, ont ajouté à la thérapeutique qui n'en est jamais trop riche de puissants moyens de guérir; c'est qu'on est routinier en médecine, ou qu'on attend, ce qui est rare, très rare, que la nouveauté vienne d'en haut; aussi se laisse-t-on d'abord instruire et envahir par des empiriques que le besoin individuel crée, à qui il donne le succès.

Il ne s'agit pas ici de vouloir rendre l'éternelle jeunesse mais de diagnostiquer et de soigner les maladies internes, qui se réflètent sur le visage, d'en guérir les désordres momentanés, et par suite d'empêcher les stigmates de la vieillesse d'apparaître avant l'âge. Rien de miraculeux, mais des principes rationnels un peu variables avec la qualité de la peau du visage, son idiosyncrasie, le tempérament...

Tout le monde sait qu'il existe normalement des êtres qui, sans médication aucune, restent beaux et jeunes, indéfiniment en quelque sorte; d'autre part, il en est de moins favorisés qui trahissent de bonne heure la décrépitude. Pourquoi cette inégalité, sinon la santé différente des uns et des autres. Et s'il y a santé inégale, maladie souvent, est-ce que cela n'est pas, au premier chef, du domaine médical, du ressort de l'art qui guérit? Le visage est le miroir des organes, bien que cependant, exposé plus qu'eux, à l'air, aux intempéries, aux variations extérieures, il doive, par ce fait même, s'altérer avant eux, ce qui est, du reste, d'observation banale et courante: n'arrive-t-il pas, tous les jours, dans une réunion mondaine, d'admirer de superbes épaules, et d'être étonné, déçu, de voir ensuite la physionomie correspondante, ridée, inexpressive...

En outre, combien de visages jeunes sont abîmés, vieillis par des affections cutanées, d'abord légères, puis progressant au point de les défigurer, sans que l'âge y soit pour rien. La science dermatologique doit alors intervenir, avec ses données qui, au xixe siècle, se sont coordonnées, précisées, pour former aujourd'hui une branche importante de l'art de guérir. Avec l'apparition de la dermatologie sont tombés en grande partie, ces préjugés dont nous parlions en commençant et qui auraient fait porter sur un médecin s'occupant de la peau, de la beauté cutanée enfin, le mépris, le dédain de ses confrères. Cela existe bien encore un peu aujourd'hui, et il n'est pas de bon ton pour un médecin de dire qu'il s'occupe de beauté, mais il peut clamer qu'il est dermatologiste, spécialiste de l'intégrité — par suite de la beauté — de l'épiderme, le revêtement extérieur de l'individu ; et d'ailleurs, ces connaissances dermatologiques si complexes, si étendues, sont indispensables, sinon dans leur totalité, mais superficiellement, à tous les médecins ; il ne faut pas prendre une éruption médicamenteuse pour une affection cutanée. J'ai vu souvent dans les hôpitaux parisiens, depuis lontemps, y électrolysant soit un nœvus une chéloïde, ...comment est difficile un bon diagnostic, ce qui explique pourquoi les médecins aiment peu, en général, à s'en occuper, et pourquoi par suite certains affichent un dédain dans lequel ne les suit pas le public qui souffre et veut guérir !

Sait-on bien dans le monde médical et dans le grand public, l'importance énorme de ce dédain déjà si diminué et qui empêche un grand nombre de médecins sérieux d'aller plus loin dans ce domaine déjà si spécial et si complexe, et de se préoccuper de la *santé épidermique*, lisez de la beauté! Voici :

Tous les jours, une de ces femmes que le monde appelle jolies et qui le sont en réalité, se voit vieillir, ce n'est rien encore ; une petite ride, par ci, par là, près des yeux ; des vésicules imperceptibles sur les joues... ; son miroir fidèle évoque de suite à son esprit, la perte des adulations passées, et les jalousies des bonnes petites amies ; son empire de jolie femme va disparaître... Le chagrin la prend et elle va consulter. En sa naïveté que le médecin doit tout savoir et tout guérir, c'est chez lui qu'elle se rend tout d'abord ; le praticien écoute distrait, souriant, puis répond qu'il n'y a rien à faire, que c'est l'âge, qu'il faut savoir vieillir, qu'on ne peut pas être et avoir été. La... malade – car c'est une malade et c'est pour avoir souvent constaté des lésions neurasthéniques ou vésaniques qui n'avaient pas d'autres causes, que nous nous livrons à la présente étude, sans souci ni dédain de l'opinion ; la *malade* donc, nous y insistons — sort désespérée, mélancolique...la lypémanie, la vésanie..., la guettent. Sa tristesse irritable qui peut être, qui est parfois cause de neurasthénie, s'épanche sur les siens et les attriste. Sur ces entrefaites, une annonce, une réclame de la quatrième page de son journal, frappe les yeux. Voilà le document sauveur ! Il s'agit d'une

de ces officines aujourd'hui nombreuses où l'on fait de
« l'éternelle jeunesse », où toutes les femmes sont
Ninon de Lenclos ; et la patiente de s'y précipiter, de
confier ce qu'elle aime le plus au monde, sa beauté, à
ces praticiennes ignorantes, dispendieuses et préten-
tieuses pour la plupart. Elle ne sait encore — la
pauvre ! — le sort qui l'attend, elle ne l'apprendra que
trop tôt: une amélioration immédiate, puis la décrépitude fatale, brève, définitive... avec le noir et irrémé-
diable chagrin qui accompagnera la perte de la beauté.

L'homme aussi, à cette époque de lutte sociale et
vitale si ardente, doit paraître jeune ! Quel mal peut-il
bien y avoir d'ailleurs, à vouloir être propre, bien por-
tant pas trop ridé, ou pas trop tôt? Les phrases sinis-
tres, si j'ose dire. d'application et d'usage actuels :
« Place aux jeunes », « l'avenir est aux jeunes » font
aujourd'hui une loi inéluctable, surtout dans les grandes
villes, de ne pas se laisser vieillir ! Ne lit-on pas. tous
les jours, dans les feuilles quotidiennes, que le grand
homme X..., l'éminent Y..., viennent de supprimer leurs
belles barbes luxuriantes et autrefois vainqueurs, parce
que devenues blanches; que le célèbre professeur Z...con-
serve indéfiniment une belle chevelure d'un noir d'ébène..
et le journal d'ajouter qu'ils s'assurent ainsi une nouvelle
jeunesse. N'est-ce pas, car il ne faut pas faire l'humanité plus mauvaise qu'elle n'est, uniquement, parce
que la lutte pour la vie, qu'à tort ou à raison, ils veulent
ou sont contraints de continuer, le leur impose. Il ne
faut pas qu'on puisse dire d'eux et les jeunes ne s'en
privent pas, au contraire ! « Ce sont de vieilles bêtes »,

ce qui vous finit, vous enterre... de votre vivant, parfois pour certains domaines, où l'expérience est tout, dans la maturité de votre talent. Les ouvriers ou les domestiques même, ingambes mais vieux, ne trouvent plus de travail ! La lutte pour la jeunesse, pour la beauté, n'est donc en réalité qu'une terrible nécessité, le plus souvent, et d'ailleurs c'est encore, bien entendue et bien comprise, l'un des meilleurs moyens de conservation de la santé et de l'existence !

Donc, médecins mes confrères, au lieu d'abandonner une partie de votre domaine, à de vils charlatans qui s'enrichissent et vous raillent, entrez-y délibérément pour le plus grand bien de l'humanité.

COMMENT ON DÉFEND

SON VISAGE

La Lutte pour la Beauté

La Beauté par la Santé

L'âge n'est le plus souvent pour rien dans la perte de la beauté : celle-ci survient plutôt souvent à la suite de chagrins très grands ou de maladies, d'absence ou de mauvaise hygiène cutanée. S'il s'agit de maladies internes se répercutant sur la face, telles les affections hépatiques ou gynécologiques, il faudra les soigner ; ce que peut seulement faire le médecin, ce à quoi ne pensera forcément pas un individu quelconque, ne s'occupant que de beauté ! Au contraire, l'art médical exercé saura distinguer les stigmates défigurants qui l'aideront pour son diagnostic et lui permettront par un traitement approprié, de faire disparaître et la maladie et ses signes extérieurs !

Le régime alimentaire est aussi une cause, soit de conservation, soit d'altération de la beauté des traits, et c'est encore la science qui le peut déterminer avec les tempéraments, les professions, l'habitude...

La Parisienne, par exemple, qui vit peu au grand air, ne se conserve-t-elle pas jeune plus longtemps que la provinciale, qui subit davantage les intempéries, prend moins soin de sa personne. Pour d'autres, l'oisiveté, de longs repos au lit, sont les meilleurs fards. Il en est encore à qui il faut la vie de fièvre, de fêtes, de plaisirs. Et l'homme est de même plus longtemps jeune, même s'il est ouvrier, en la vie si active des villes qui fait vivre le cerveau et le cœur, active le sang, anime les passions généreuses, qu'en l'existence égoïste, contrainte, banale souvent... des petites villes !

Mais ne serait-il pas utile de définir la beauté, l'harmonie des traits du visage ? Problème bien complexe où sauf, pour quelques personnes satisfaisant à toutes les règles de l'esthétique, les avis sont partagés. Nous nous bornerons à dire, restant ainsi en notre rôle de médecin guérisseur des maux humains, que la beauté pour chacun réside, — en plus des avantages naturels qu'il a reçus en naissant et auxquels l'art ne peut rien ou à peu près — dans la parfaite santé des téguments, ce qui ne va pas sans la santé physique, morale, intellectuelle du reste de l'organisme. Mais la santé a-t-elle été altérée, en laissant des traces extérieures, que l'on pourra et devra agir sur celles-ci pour les faire disparaître, les guérir enfin. Et cela est à la portée de toutes les positions sociales ; il doit y avoir égalité dans le droit à la beauté ! Et souvent la fille du peuple, saine et vigoureuse, dépasse à ce sujet la mondaine. Il y a de véritables reines par l'aspect et les tendances, voire l'esprit même, dans les plus humbles situations ; la beauté par la santé est toujours la véritable dominatrice, et même non esthétique, se doit conserver par les soins appropriés. La femme et l'homme, quelle que soit leur place sociale, doivent garder, nous le répétons, nous le répèterons sans doute encore, l'intégrité de l'épiderme du visage le plus longtemps possible.

Le visage est formé des cheveux, cils, sourcils, pupilles, globle de l'œil, peau, front, dents, langue, lèvres, gencives, pommettes, nez, oreilles...

L'État du Visage selon les Maladies

La peau est le support ou la partie visible de toutes les parties du visage. La peau formée d'épiderme et de derme est le tégument extérieur, ses cellules superficielles se durcissent au contact de l'air et lui donnent un aspect épais et souvent chagriné, de là, l'altération primitive, primordiale du visage, alors que le reste du corps abrité sous les vêtements garde son épiderme mince, délicat, frais et jeune, D'autre part, la peau du visage supporte toutes les émotions, les sensations, les impressions : elle se plisse aux commissures des yeux et des lèvres sous l'action du rire, alors que se contractent les pommettes ; elle se distend, relâchée, sous l'action de la tristesse ; elle se resserre et se fronce sous l'action de la colère en même temps qu'y afflue ou en part le liquide vital, le sang... Le problème est donc de sauver l'harmonie des traits malgré des fatigues et des causes multiples qui la détruisent : supprimer les émotions, éviter l'action de l'air, seraient évidemment des remèdes, mais impraticables, oh combien ! Cependant l'éducation du caractère, la force de volonté donneront à la physionomie, du calme, de la régularité, alors que les émotions violentes et inutiles les détruisent. Les grimaces, la comédie, *déca-tissent* et rident quand ils sont habituels.

La peau jeune doit pouvoir se plisser facilement, rapidement, sans garder de traces, de zébrures, de traits imperceptibles, embryons des rides. Cette mobilité siège surtout à la partie médiane du visage et elle est en raison directe de la sensibilité individuelle.

Chez l'enfant, l'expression manque souvent, par suite de la graisse qui a envahi les tissus et empêche la mobilité, de là, l'espect inerte des enfants joufflus et très jeunes. Quand on avance en âge, le résultat est le même, mais pour d'autres raisons, la graisse manque souvent, et la peau ridée, plissée, glisse mal sur des muscles ou des os, à surfaces non lubréfiées, mais chez les personnes grasses modérément, la jeunesse persiste plus longtemps.

La peau est colorée diversement selon la santé interne et aussi selon le tempérament, la profession, le rang social, qui à leur tour régissent les modes de vie ou d'alimentation. Les affections du foie jaunissent, d'un jaune sale souvent, l'épiderme du visage et la scléro-tique — le blanc — de l'œil ; l'anémie donne une pâleur cire vieille à la physionomie ; le cancer, une teinte jaune paille. Le teint blême tient à une vie séden-taire et renfermée, au défaut d'exercice, à la privation voulue ou forcée de grand air et de lumière, comme une plante achlorophyllienne poussée dans une cave. Souvent la neurasthénie a cet aspect : *Comment on s'en défend*, on le sait. Le lymphatisme se révèle par un teint couleur de pâte ; le teint trop blanc indique des lésions profondes, même inaperçues encore ; le teint olivâtre peut venir des ascendants, à moins qu'il ne trahisse une affection rénale ; les affections du cœur, selon qu'elles siègent à la base ou à la pointe, donnent une rougeur des pommettes ou une pâleur générale ; les pommettes rouges avec des viscosités indiquent la couperose, la pléthore, les grands mangeurs ou mangeuses ; ces mêmes pommettes sont-elles brillantes, fiévreuses, avec des yeux d'un éclat morbide, il y a de la consomption physique ou morale.

Le médecin utilise journellement ces signes et tel malade qui se croit peu ou point examiné, se trompe en ce sens que le praticien, s'il a quelque expérience, a diagnostiqué l'affection morbide à la coloration du visage, voire parfois à l'odeur générale du corps, différente selon les maladies. On conçoit donc que si un rhumatisant, un typhique, une femme indisposée, exhalent assez souvent une odeur particulière et caractéristique ; à plus forte raison le visage peut-il accuser la morbidité, même latente. Veut-on d'autres exemples plus complets, où non seulement la peau, mais encore l'ensemble du visage fournissent des éléments précieux et sûrs de diagnostic, sans autre examen : Un être jeune, homme ou femme, aux cheveux longs et fins, avec de beaux grands yeux, à expression tendre et reflets bleuâtres, de longs cils, des pommettes rosées et saillantes, les joues creuses, et si c'est un homme, une barbe abondante et fine, laissant voir des lèvres rétractées et de belles dents, enfin le système pileux, blond de préférence, surtout du blond dit Vénitien, et vous

avez là, par le visage, le portrait du phtisique. Plus
jeune encore, enfant, l'être a-t-il une grosse tête, au
teint rosé et frais, à la peau fine, à lèvres épaisses, à
mauvaises dents, c'est la beauté dite scrofuleuse.
Bichat disait : « les organes du ventre sont le siège
des passions triste », aussi ses victimes ont-elles un
état facial particulier, déprimé, sombre, mélancolique,
à teint livide, peau froncée, lignes du visage tirées,
yeux cernés et caves. En revanche, la convalescence
donne au facies l'air frais, jeune, innocent, beau : les
passions se sont reposées, dit-on !

Toutes ces données utiles à des prescriptions cutanées
et qui paraissent ainsi banales, exposées avec des
types extrêmes ou bien nets par exemple, exigent pour
leurs intermédiaires, les états précurseurs, l'habitude
médicale de voir des malades. Aussi est-ce le rôle
absolu du médecin — cela, on ne saurait trop le
répéter ! — et le rôle qui n'est dévolu qu'à lui, de pres-
crire l'hygiène de la beauté et de rétablir celle-ci quand
son intégrité est entamée ou affaiblie !

Orthopédie du Visage

L'aspect congénital du visage, sa beauté plastique, ne sont que bien peu modifiables par l'art, quant à la peau surtout. Pour les yeux, on peut corriger le strabisme par des lunettes spéciales, le supprimer par l'opération ténotomique ou le garder s'il est léger : diverses personnes soutenant qu'un léger degré de divergence des yeux est d'un grand charme. Pour le *nez*, des greffes ou opérations diverses seraient possibles, mais dangereuses, et pour l'organe et pour l'aspect extérieur de la peau qui pourrait en garder des cicatrices. On a proposé encore des appareils compresseurs du nez pour diminuer sa grosseur et qui agirait prothétiquement, comme sur les dents qu'avec des tractions appropriées on arrive à rendre régulières et dans le même plan : on a conseillé pour redresser le nez dévié de la ligne médiane, de se moucher uniquement du côté défectueux, de porter la nuit des appareils spéciaux. Des systèmes de fils de soie prenant des points d'appui particuliers sur les *dents*, arrivent à les régulariser, la lime égalise les niveaux.., l'implantation comble les vides ; les *oreilles* de l'enfant maintenues contre l'apophyse mastoïde par des liens souples en restent moins écartées ;...

Hygiène générale du Visage

Mais l'épiderme de la physionomie qui reflète la
santé et les sentiments, doit, pour garder son intégrité,
avoir des pensées saines dans un corps sain. Le teint
est l'élément fragile par excellence. La coquette qui
veut rester belle doit savoir souffrir sans contracter ses
traits, qu'il s'agisse de troubles morbides internes ou
de souffrances morales, d'une belle médisance ou d'une
belle calomnie entendue par hasard sur son compte ;
elle doit être bonne et simple ; est-ce que la haine,
l'envie, l'ambition ne rongent pas le visage, rouilles ou
lèpres morales qui enlèvent la fraîcheur du teint. La
volupté exagérée agit de même, l'abus du baiser est des
plus préjudiciables, le plaisir en excès amène d'ailleurs
la maladie, comme les trop grandes veilles, les soirées
multipliées...

Pour garder la douceur vermeille, le poli, la carnation pure, le velouté de la pêche, selon les expressions
des auteurs qui ont chanté, oh combien, le charme
d'une physionomie ouverte, souriante, belle, il faut
encore protéger le visage contre les agents extérieurs,
les alternatives de température... L'étude de la nature
nous instruit déjà au point de vue des variations ther-
mométriques ; l'histoire nous révèle, avant l'actuelle

facilité à se déplacer par nos moyens de locomotion, quelle carnation existait plutôt à telle ou telle latitude, et cela nous renseigne pour conseiller les blonds ou les bruns. Nos ancêtres, les Gaulois, qui, comme les Vénitiens d'aujourd'hui, vivaient au grand air, plutôt froid et humide, en présence vraisemblablement d'une grande quantité d'ozone atmosphérique, peut-être d'eau oxygénée ou aurorine ambiante, étaient décolorés, blonds, c'est dire que les blonds et les blondes, à la carnation rosée et fine, devront fuir l'air chaud. En revanche, c'est dans les pays du Midi, que brillent le grand nombre de bruns, c'est indiquer que le froid est préjudiciable à ceux-ci. Il n'y a évidemment là rien d'absolu, car aujourd'hui que les races sont mélangées, diffusées, que d'ailleurs la coloration du système pileux n'est pas toujours fatalement liée à celle de la peau, ces données ne sont que des indications sommaires.

Le hâle, épaississement et coloration jaune brunâtre de la peau, se forme facilement au grand air, en marchant contre le vent, en plein soleil, à bicyclette par exemple, malgré des voilettes plus ou moins épaisses pour les dames, à la mer où la brise fraîche plombe facilement le teint. On croit encore que le hâle se forme plus facilement si l'on se lave en été, à midi; si l'on s'expose à la lumière électrique..., il est certain que celle-ci n'est pas sans action et qu'en quantité modérée, elle agit comme le soleil, d'une façon vivifiante; on attribue les mêmes méfaits à la blonde Phœbé, à la lune!

L'existence se répercute sur le visage selon ses fatigues ou son oisiveté. Il en est de même de l'alimentation insuffisante ou trop copieuse ; insuffisante, on a l'anémie dont nous avons parlé ; en excès, en abusant des gibiers, des condiments, des épices, des liqueurs, des vins généreux, on se prépare au teint coloré, à la couperose... Les vêtements trop serrés, les corsets mal faits ou trop compressifs, empêchant le sang de circuler dans le thorax, à l'abdomen..., l'envoient aux joues où il séjourne : le visage reste rouge, congestionné. En revanche, les longues stations debout — aussi est-il inhumain de faire rester inutilement sans s'asseoir ni s'appuyer les vendeurs, hommes ou femmes, des grands magasins — tirent les traits, pâlissent le teint, et altèrent les organes abdominaux.

Le visage ne garde, n'acquiert un coloris séduisant que pour un parfait équilibre de santé, il faut donc une vie régulière, une alimentation saine et suffisante, la liberté du ventre, du sommeil ni trop ni trop peu, de l'exercice modéré, et une propreté spéciale de la peau.

Propreté du Visage

On croit généralement que, pour avoir le visage propre, il faut le laver à grande eau et souvent : c'est là une erreur, absolue, totale, d'autant plus que, sur certaines peaux grasses, où le *sebum*, la matière sébacée, huileuse, forme un vernis, on pourrait faire passer des torrents d'eau, sans rien enlever, sans rien nettoyer. L'eau, dans ces cas, comme dans bien d'autres, ne sert qu'à irriter, congestionner ou épaissir l'épiderme, et n'enlève aucune poussière ; en veut-on une preuve facile ? il suffit, après s'être bien lavé à l'eau froide, de s'essuyer le visage avec un linge recouvert de vaseline : on est étonné de le sortir sale et noir ; nous ne conseillons cependant pas la vaseline, qui épaissit et chagrine la peau. Aussi, nous avons pu être légitimement étonné de voir, dans des auteurs aimés du public, le conseil du lavage par l'eau fraiche donné d'une façon générale. Il faut réagir contre cette tendance, au moins pour les peaux fines et douces, comme elles le sont en général chez les femmes qui se soignent un peu, à quelque classe de la société qu'elles appartiennent ! Et, sans vouloir rendre la femme coquette et uniquement préoccupée d'elle-même, n'est-il pas bon de lui apprendre à se soigner, à se conserver ? N'est-elle pas le charme des yeux ! le but de la vie pour l'homme, qui fait tous ses efforts pour lui plaire ! l'éducatrice de ses enfants, qui font en quelque sorte sur elle, et d'une façon inconsciente, leurs premières études esthétiques ! La femme doit donc soigner son visage : et pour cela, pas d'eau froide, nous le répétons. Tout au plus, un linge fin mouillé d'eau chaude ou tiède, et encore ne pas exposer de suite au grand air la peau ainsi attendrie. L'hiver, l'eau pourrait être froide, pour accoutumer le visage à la température extérieure. Si l'épiderme est gras, séborrhéique, cette eau tiédie pourra être alcaline ou alcalinisée, un peu alcoolisée et acidifiée, mais très peu. Les peaux sèches pourront employer un peu de glycérine pure et neutre. Quant au savon, il doit rejoindre l'eau dans sa proscription absolue. Pour les eaux de toilette, dont il est de très bonnes (*Jouvencine*), il faut s'en servir avec modération, car elles ont souvent le tort, en s'adressant à tous, de ne pas convenir à certains épidermes et d'ajouter encore aux irritations et autres lésions cutanées qui peuvent exister. Il faut que la peau respire, au visage comme au reste du corps, que ses pores soient ouverts, mais il faut se défier de produits trop vantés, qui durcissent ou altèrent le tissu cutané. Le nettoyage du soir est indispensable, bien que le plus souvent négligé, n'est-ce pas lui qui enlève toutes les poussières et les débris épidermiques déposés sur le visage pendant le jour, songe-t-on aux désordres possibles par un séjour de plusieurs heures avec ce masque de germes, de matières malpropres, et cela répété tous les jours !

Quand la femme doit s'occuper complètement ou

quelque peu de son ménage le matin, il convient qu'elle se lave ensuite avec de l'eau tiède et qu'elle attende un peu avant de sortir, de se mettre à une fenêtre, enfin, avant de subir, d'une façon quelconque, l'action immédiate de l'air extérieur.

Le savon doit être rejeté, avons-nous dit, pour le visage. Cependant, certaines peaux grasses pourront l'utiliser, concurremment avec des eaux alcalines ou alcalinisées, mais le savon devra être absolument neutre et sans trace d'acidité.

On a aussi conseillé la pluie pour laver le visage. A certaines périodes, ce serait un moyen trop rare... Mais il reste certain que l'eau de pluie, qui renferme de l'ozone, de l'acide carbonique, de l'azotate d'ammoniaque, doit rendre de véritables services au visage découvert qui aime recevoir la bienfaisante ondée. C'est là, de l'hydrothérapie facile qui réussit, paraît-il, merveilleusement, à Diane de Poitiers, et qui fut, dit-on, le seul philtre de beauté qu'elle employa et qui lui fit faire et garder la conquête de François 1er et de son fils Henri II : tous les jours, quelque temps qu'il fît, les parapluies étant inconnus de son temps, elle sortait sans moyen de protection contre l'élément liquide.

Ce dernier moyen ne pouvant être raisonnablement conseillé, nous nous bornons à recommander l'eau tiède, mais additionnée ou formée d'eaux de roses, de lys, légèrement astringentes, la *Jouvencine* du docteur Fulmen par exemple. Il faut se défier de certains produits dits de beauté, très luxueusement présentés, et qui souvent ne contiennent rien.

Exercice et Beauté du Visage

L'exercice sans fatigue provoque une amélioration des fonctions en général, et modifie avantageusement la forme chez l'être vivant, humain ou animal. La sveltesse, la force, la finesse des lignes, la beauté, en un mot, furent acquises par les Grecs de l'antiquité par l'exercice physique.

Le mouvement volontaire, discipliné en vue d'un but à atteindre, l'éducation physique et morale seules permettent le développement harmonieux du visage et du corps. Pour l'obtenir, la qualité des mouvements s'impose avant leur quantité. L'homme ou la femme pour être beaux dans le repos et l'action, doivent présenter les attributs de la force moyenne et, de plus, être en possession des moyens naturels de locomotion, d'expression, de mimique...

Les conseils sur l'éducation de nos jeunes contemporains, des gens les plus autorisés, donnent peu de place ou trop, à l'exercice. La forme, l'aspect extérieur tiennent chez nous, une place infiniment plus considérable dans nos préoccupations, lorsqu'il s'agit des animaux domestiques que lorsqu'il est question des enfants. La surcharge des programmes universitaires, les concours ou favoritisme déguisé... ne laissent pas place aux soins de la beauté et de la santé. La situation à acquérir impose à l'adolescent, un développement unique du cerveau vers lequel convergent exclusivement ses énergies physiques et morales et les aspirations de sa famille. La sélection pratiquée sans mérites propres du sujet, sans idées pratiques des situations à conquérir, mais d'après des études théoriques, objet d'une gymnastique cérébrale excessive, uniquement destinée à opérer cette sélection, ne laisse aucune place au souci légitime du développement naturel et de l'harmonie des formes. On courbe le corps, on tend les traits du visage, on les déforme, sur des tables d'études anti-hygiéniques par une attention prolongée.

Soumet-on ces jeunes entraînés du cerveau à des exercices physiques, ils deviennent l'objet d'un second surmenage : déséquilibration et état neurasthénique s'installent. Nous sommes impuissants à épargner à nos écoliers les dangers du surmenage cérébral et notre devoir est de les soustraire à ceux du surmenage physique. A l'heure actuelle, malgré les *lendits*, le minimum et non pas le maximum d'exercice, doit être prescrit dans les collèges et les lycées. L'énergie totale à dépenser, qu'il s'agisse de mouvement ou de travail cérébral, provient uniquement du cerveau, des centres corticaux d'idéation ou de motricité alimentés par des réserves d'énergie nerveuse d'origine commune (Voir : *Comment on se défend de la folie. Comment on se défend de la neurasthénie*). Tout travail exagéré des muscles du visage ou du corps hypertrophie, surtout si les autres organes demeurent inertes et silencieux.

D'ailleurs les suppléances physiologiques permettent et favorisent le surmenage d'un centre nerveux au détriment des autres.

C'est le phénomène bien connu que toute zone corticale en état de travail excessif emprunte à ses voisines les formes latentes qu'elles tiennent en réserve : de là, des anomalies de formes cérébrales ou physiques, véritables clowneries mnémoniques ou musculaires. Le surmenage moins épuisant jusqu'ici pour la jeune fille deviendra égal à celui de l'homme : son accession aux mêmes carrières (avocat, médecin) exigeant une instruction aussi poussée ; aussi est-elle menacée d'avoir, elle aussi, bien peu de temps et d'énergie disponibles pour l'éducation physique, génératrice de beauté.

La pratique systématique et rationnelle des agents physiques contribue pour une large part à augmenter ou à entretenir la beauté chez l'homme et la femme. Les bains, l'hydrothérapie, rendent la peau souple et éclatante ; de même les applications électriques et le massage dont nous allons bientôt parler longuement.

Des exercices gradués d'assouplissement des muscles de la face peuvent suffire à ramener l'harmonie des traits, à rendre les mouvements délicats et précis, à les exécuter à temps et à propos dans les muscles les plus déliés de l'économie, dans ceux dont les extrêmes finesses de contraction correspondent aux nuances du visage souvent si variées, expressives et émotives. L'exercice imprime aux traits l'harmonie indispensable la symétrie, l'identité bilatérale, éléments indispensables de la grâce de la physionomie. Aucune école, aucun enseignement, ne portent sur l'art d'entretenir ou d'accroître la beauté par l'application ou l'usage de l'énergie physique. Au contraire, ne forcent-ils pas l'attention indéfiniment sur les mêmes sujets, dans des poses disgracieuses, inesthétiques, déformantes...

Plus tard, les poudres, les cosmétiques, les fards, les pâtes, les lotions, toute une gamme souvent dangereuse de préparations suggestives s'offriront à la femme pour satisfaire son désir, jamais assouvi, de paraître plus belle, d'autant plus que cette beauté pourra l'aider dans sa profession libérale. Aucune voix autorisée ne se fait entendre pour élever à la place qu'elle doit occuper l'hygiène, l'éducation physique et, par suite, la conservation de la beauté du visage et du corps !

L'utilité de l'exercice physique, volontaire ou provoqué, faradique ou éducateur, a des méthodes invariables. Le mouvement assure aux muscles, dont c'est la besogne, une mobilité facile et mélodieuse, adaptée à la provocation des émotions qu'on cherche à susciter chez autrui.. Qui empêche d'adapter à chaque région du visage une série d'exercices qu'on pourrait appeler d'embellissement, de charme, de grâce, de mimique. L'œil a son éloquence propre qui se peut développer. Le visage « le miroir de l'âme » au dire du proverbe, peut acquérir de la variété, de l'énergie, de la douceur dans son expression. L'œil parle, émeut, séduit tant par la flamme particulière et l'éclat résultant du degré de vascularisation et d'innervation auquel il est soumis que par la mobilité propre des annexes : mouvements combinés, adaptés, auxquels l'exercice donne seul, la souplesse, l'harmonie, la vivacité, l'énergie, de contraction en rapport avec la sensation éprouvée. Cet exercice seul sait mettre les divers muscles concourant à l'expression en conformité rapide avec les émotions propres au regard, sinon il se produit chez la femme même la plus intelligente, un défaut d'harmonie entre celles-ci et leur mimique ; des contractions intempestives mal disciplinées, hors de proportions ou sans rapport entre elles, ont lieu au détriment du visage ainsi enlaidi et disgracieux.

Le mouvement des lèvres se trouve combiné avec l'exercice de la diction et le choix des sujets n'est pas indifférent, tant par la vibration de l'âme que par celle en rapport des traits. La conversation journalière et familière de la femme chez laquelle de bons exercices de diction ont produit un synchronisme parfait entre l'émotion et sa manifestation labiale extérieure, possèdera une grâce subtile, un charme affiné, délicat et spécial.

L'exercice peut accentuer la grâce naturelle générale, la doubler d'un processus éducatif en s'appliquant aux muscles du cou, des bras, du tronc, des jambes : ils permettent à la jeune fille et plus tard à la femme, d'acquérir la finesse du mouvement accompli sans effort, poursuivi sans fatigue : la beauté dans la forme et dans l'action. La beauté du visage aura elle aussi, tout à gagner à cette gymnastique esthétique du corps !

Traitement des Rides

Les rides se forment naturellement, sous l'action des émotions et de l'âge; les sentiments qui nous agitent ne laissent pas de traces au début de la vie, mais les sillons qu'ils creusent s'accusent ensuite. Beaucoup de rides tiennent à de mauvaises habitudes. Ainsi un froncement de sourcils répété, tic fréquent chez beaucoup de femmes impatientes ou nerveuses, s'imprime bientôt, d'une façon indélébile, par de petites raies droites entre les deux sourcils.

Lever les sourcils à tout moment se paye aussi par de longues rides transversales, ce qui donne facilement quelques années de plus que l'acte de naissance. Un rictus figé sur les lèvres, sourire artificiel, plutôt grimaçant, creuse deux grands plis allant du nez au coin de la bouche. S'immobiliser assise, des heures, à lire des ouvrages troublants, émouvants, imprime autour des yeux de petits sillons bien vieillissant! Rire sans cesse, donne de petites rides au bas des joues, non loin de la bouche.....

On peut retarder l'apparition des rides, les marques de la vieillesse, en se déplissant la peau quand on se nettoie le visage, en lavant les yeux dans le sens de la tempe au nez, en malaxant légèrement et circulairement la peau du front, en se pulvérisant le soir la peau d'eau tiède aromatisée et alcalinisée, en ne vivant pas dans une atmosphère trop sèche, pour cela, si c'est l'hiver, on aura sur les poêles et les calorifères des vases pleins d'eau.

Certaines femmes retardent indéfiniment l'apparition des rides par des repos prolongés, c'est là un conseil pour les oisives ; elles restent au lit à la moindre fatigue, au moindre ennui et attendent pour se lever de se sentir fraîches, disposes, souriantes,... et les rides n'osent venir ! On cite des exemples contemporains étonnants.

Mais ce moyen qui est à la portée de peu de personnes, peut être avantageusement remplacé par de bonnes eaux ou crèmes de toilette, *Andréine* et *Jouvencine* du docteur Fulmen..., astringentes, et par la *faradisation*, ou l'usage des courants électriques induits, intermittents, discontinus...

Qu'est-ce en effet, qu'une ride ? C'est un relâchement de la peau, des fibres musculaires du derme, un défaut d'innervation des fibrilles contractiles qui tendent et soutiennent le tissu cutané. Que fait-on, en médecine, depuis l'immortel Duchenne de Boulogne, pour un muscle relâché, paralysé ? Que ferions, que faisons-nous, sollicités par les malades, quand ils ont une paralysie faciale, qu'un côté de la face ne réagit plus et ne traduit plus aucune émotion ? Que faisait, sur la face elle-même, Duchenne, pour en produire artificiellement les émotions et les étudier ? De la *faradisation* ! Nous donnerons donc, par cette électrisation spéciale, de la force, de l'élasticité, de la tonicité aux fibres musculaires cutanés, nous les ferons réagir, se contracter, prendre de la souplesse, grâce aux courants interrompus. Il est inutile de dire que cette faradisation doit être faite prudemment, oh combien? Surtout autour des yeux par exemple. Sa durée, non plus, ne sera pas quelconque, elle devra être de une à deux minutes par point ridé, il ne faut pas aller jusqu'à la fatigue, car c'est épuiser les muscles, en leur donnant une force factice mais vite épuisée. Les chairs au lieu d'être fermes comme elles le doivent être sous une peau saine et vigoureuse, sont distendues et flasques et offrent bientôt un aspect pénible à voir! Que j'en ai vu de femmes ainsi abîmées par l'excès de tonification! C'est par de longues séances — il faut bien avoir l'air de gagner son argent — que procédent les dispendieux incompétents, aux réclames et aux promesses prestigieuses que maintes femmes honorent, à l'heure présente, de leur clientèle ..; longues séances qui rendent laides à bref délai! Manger, c'est bien ; trop manger donne une indigestion et délabre C'est la même chose dans tous les domaines de la vie, et l'électrisation du visage rentre dans ce cadre.

Les instruments faradiques reliés au courant induit sont de formes variables, serre-têtes, rouleaux, peignes, brosses..,(fig.1,2). On peut promener sur les rides un rouleau métallique, produisant une légère contraction épidermique, soit y appliquer une brosse, un peigne, formés de fils métalliques. Dans certains cas, on a un tampon dans la main relié à l'un des pôles de l'appareil, pendant que l'on promène sur le visage relié à l'autre pôle, le

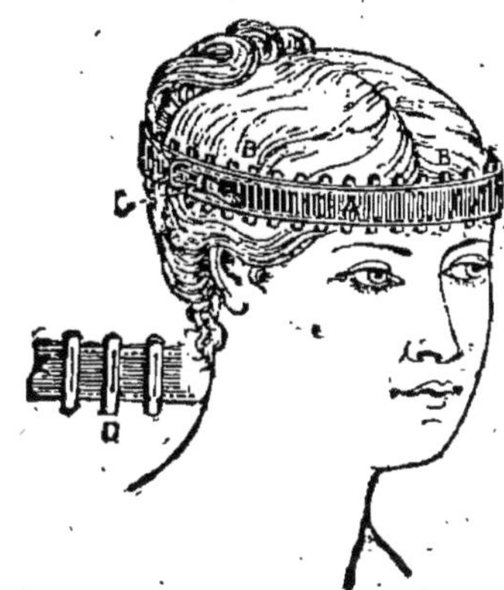

Fig. 1.

rouleau, la brosse, le peigne... *Bien et très prudemment employé*, par le médecin compétent, la faradisation peut

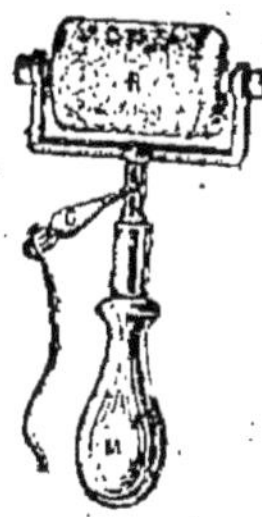

Fig. 2.

rendre les plus grands services et longtemps maintenir la peau dans un état de tonicité parfaite.

Le **massage** du visage, malaxation circulaire avec ou sans pommade astringente, est entré également dans la spécialité des « faiseurs de beautés, » mais ne

3.

rentre-t-il pas, [lui aussi, dans le massage classique, longtemps dédaigné du corps médical, et qui aujourd'hui y fait merveille.

On combine souvent le *massage et la faradisation* comme l'ont conseillé Duchenne de Boulogne, et après lui, Foveau de Courmelles : opérateur et opérée tiennent chacun dans une main, un tampon relié à l'un des pôles de l'appareil électrique, le circuit du courant se ferme, lorsque de la main restée libre, l'opérateur masse la patiente. Les deux actions constrictives de la peau agissent ainsi en même temps, et de la façon la plus heureuse pour la disparition des rides, quand elles sont bien appliquées. Mais elles ne le sont généralement pas par les professionnels ignorants qui l'emploient actuellement et s'il en est, parmi eux d'intelligents, qui peu à peu apprennent leur métier, combien ont-ils sacrifié pour cela de beautés et ils restent, dans tous les cas, incompétents pour les lésions internes à soigner et qui réagissent sur le visage.

Altérations pathologiques du Visage

Le visage n'est pas seulement sujet aux rides et aux colorations pathologiques dues à des états profonds que le traitement des causes fait disparaître, ou congénitales (taches de lie de vin ou *nævi*, pigmentations ou couennes...) qui se peuvent modifier ou disparaître. En dehors de son aspect normal, désirable il peut être affecté d'autres tares acquises, taches de rousseur, verrues, poils intempestifs ou absence des poils normaux (cils, sourcils,) points noirs d'acné au front, au nez, vésicules ou taches d'herpès, couperose, éruptions locales, inflammation des paupières, engelures du nez gerçures de la peau...

Cet ensemble de signes, taches sur le diamant qu'est et doit être la beauté, prouve encore les liens étroits entre les soins médicaux du corps et ceux du visage.

Ephélides.— *Les taches de son ou de rousseur (éphélides)*, macules indolentes, grises ou safranées, arrondies et peu épaisses, attaquent surtout les peaux blanches, des rousses surtout, puis des blondes et de quelques brunes. On les a attribué au grand soleil, — c'est alors le *hâle*, — à la grossesse, — masque de la grossesse, — à l'abus des ferrugineux chez les anémiques et les chlorotiques, à l'action du froid ou du chaud : il faut donc se protéger le visage pour les éviter ; un bon cold-cream, l'*Andréine*... légèrement étendu sur la peau et séché avec un peu de poudre de riz végétale, est un bon préservatif contre le hâle et les taches de rousseur ; il est indispensable pour les cyclistes du sexe faible, ce qui n'empêche pas la voilette, et même, pour protéger les yeux, d'employer des lunettes spéciales qui empêchent l'entrée de particules poussiéreuses sous les paupières, où elles irriteraient les conjonctives. Divers laits, où domine l'acide acétique cristallisable, font disparaître le hâle. Les taches de rousseur proprement dites sont souvent congénitales (*lentigo*); on peut les guérir en les desquamant ou en employant l'eau oxygénée, les fards à base de kaolin. Ces moyens sont irritants et agissent aux dépens de la finesse de la peau, et il vaut donc mieux, pour les éphélides acquises, ici comme toujours, prévenir que guérir. La peau peut encore avoir des taches blanches (*vitiligo*), qui cèdent parfois aux lotions tanniques alcoolisées.

Hypertrichose. — Les *verrues* et les *poils intempestifs* qui, souvent, voisinent ou se superposent, se trouvent très bien de l'électricité, de préférence aux différents caustiques infidèles ou dangereux. Pour les verrues, on emploie des sucs végétaux ou des liquides corrosifs qu'il faut bien localiser sur la lésion, sous peine de produire autour des rougeurs difficiles ou impossibles à guérir, ce sont le jus de citron, le liquide lactescent, jaunâtre de la grande éclaire (*chelidonium*

majus), le vinaigre, les acides azotique ou sulfurique…
Pour les poils, les épilatoires variés au sulfure de
calcium, réussissent… momentanément, mais c'est
toujours à recommencer et la plupart rougissent la
peau, le jour de leur emploi, c'est-à-dire tous les huit
ou quinze jours au plus, tout en donnant de la force
aux poils et à leurs racines. *L'épilation électrolytique*
est donc le seul procédé infaillible, mais il est plus ou

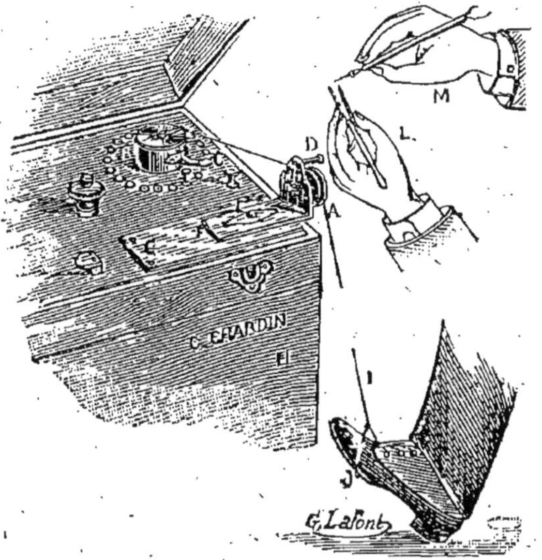

(Fig. 3.) Dispositif pour l'épilation électrique.

moins long, selon le nombre et l'importance des poils ;
il a le tort de ne pouvoir être appliqué que par le spécialiste et d'être quelque peu désagréable. Qu'il s'agisse
de verrues ou de poils à enlever, on fera tenir dans la
main de la patiente ou du patient, un tampon relié au

pôle positif d'une pile à courants continus, puis l'autre
pôle, le négatif, placé dans une aiguille d'or ou de
platine iridié, bien antiseptisé, sera introduit dans la
verrue, ou dans le follicule pileux, où il brûlera la
racine du poil. Ce n'est évidemment pas une brûlure
au feu qui se produit là, mais une modification des-
tructrice du bulbe pileux qui forme une légère mousse
blanche et qui, sous la traction de la pince, sort facilement, sans effort, avec son cylindre blanc hyalin
caractéristique. Quand le poil se casse, il repousse.
Tout poil sortant avec son cylindre, avec sa racine
entière, est fini, mort ; il ne repoussera plus. S'il y a
parfois des récidives, c'est que la patiente bouge, que
l'aiguille n'est pas bien entrée dans le bulbe, et que le
poil n'est que partiellement brûlé, détruit. On doit
aussi enfoncer bien exactement l'aiguille dans *chaque*
follicule qui se perçoit d'ailleurs à la base du poil,

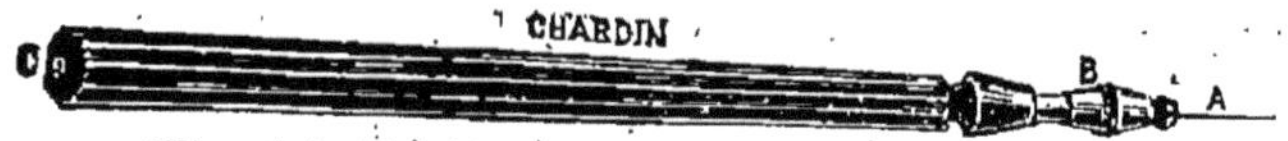

(Fig. 4.) Aiguille pour l'épilation électrique.

comme un petit cratère, pour détruire ainsi poil par
poil ; l'intensité électrique doit être plutôt faible, et la
durée d'implantation pour chaque poil varie avec sa
grosseur, et c'est une question d'expérience et d'habitude ; de là, pour certaines barbes féminines, bien
fournies, une assez longue durée du traitement. Cette
technique électrique, la meilleure, est celle du docteur
Foveau de Courmelles, et conseillée par lui dans ses
ouvrages d'électricité qui font autorité. On peut encore

interrompre le courant à volonté avec une pédale, et il ne passe que quand l'aiguille est dans le follicule pileux (fig, 3).

Nœvi, Taches congénitales. — Ce sont des taches le plus souvent rouges et alors appelées vulgairement taches de lie de vin, ou noires et épaisses, « couenneuses », provenant de désirs de la mère, en gestation de l'enfant, d'après les dires populaires ! C'est encore l'électricité qu'il convient d'appliquer, de préférence à tous les autres moyens, et dès les premiers mois de la vie, quoiqu'on en ait dit, pour faire disparaître ces taches rouges ou noires avant qu'elles aient grandi, envahi souvent tout un côté du visage, leur lieu de prédilection. Le traitement est plus ou moins long selon la grandeur de la tache qui n'est pas simplement extérieure, mais profonde, prenant souvent avec la joue, la gencive le voile du palais. Mais plus l'enfant est jeune, moins le traitement est long et j'ai guéri en cinq ou six séances des enfants de quelques mois, alors qu'il en falfait, pour d'autres plus âgés, un beaucoup plus grand nombre. Les taches rouges, dites de *lie de vin*, cèdent plus facilement que les noires. La médication qui se fait, cependant par des aiguilles multiples enfoncées

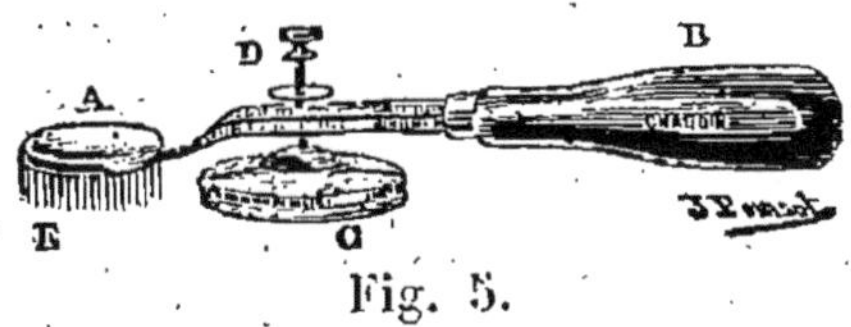

Fig. 5.

dans la peau (fig. 5), reliées au pôle positif du courant

continu, n'est nullement douloureuse, et les enfants crient plus de peur que de souffrance. D'ailleurs, comme pour l'épilation électrique, on peut préalablement anesthésier la peau à la cocaïne, à l'éther, au chlorure de méthyle...

La **couperose**, comme le *nœvus*, n'est curable que par l'électricité et encore n'en a-t-on trouvé que récemment la médication. C'est la *scarification électrolytique*, série de petites incisions de la peau en quadrillage, par un bistouri spécial, très petit, relié au pôle négatif d'un courant continu. On insensibilise, pour rendre indolore, la région.

Le **rhume de cerveau**, le vulgaire coryza, qui défigure momentanément tant de jolis nez et les joues environnantes, tout en procurant souvent des maux de tête, peut se guérir facilement. On peut faire dans les narines des insufflations de poudre de camphre, d'acide borique, de menthol cocaïné ; ou encore, on peut, avec les doigts trempés dans la glycérine officinale et introduits dans les narines, aspirer fortement de façon à sentir le goût sucré dans la gorge. En renouvelant cette petite opération de temps en temps, on guérit rapidement le coryza.

Les **tanes**, les points d'*acné*, où siège un acare — *Desmodex folliculorum* — ne doivent pas être pressés, comme on le fait communément, ce qui entretient l'irritation de la peau, active l'hypersécrétion cutanée existante et fait pulluler l'acare, mais il faut, soit le laver avec une solution alcaline qui enlève le point noir et le cautériser à l'alcool, soit, si la tache s'accompagne d'un bouton, d'une éminence — *acné kéloïdien* — y introduire une pointe fine de galvano-cautère qui brûle le parasite.

Gerçures, Engelures. — Le nez et les lèvres se gercent souvent ou s'ulcèrent. Pour prévenir la lésion, il est bon de sortir le moins possible au froid, de se protéger par une voilette épaisse, si on y est obligé, ou encore de prendre un de ces masques respirateurs à l'ouate. Un corps gras, un cold cream ou beurre de cacao, l'onguent de Montpellier :

Onguent d'althéa. . . . . . }
    — rosat . . . . } à à 100 gr. ;
    — populeum miel . . }

Le glycérolé d'amidon, } Camphre 4 gr.
  le liniment : } Essence de térébenthine 30 gr.

et doivent être appliqués dès les premières menaces

S'il y a ulcération, appliquer au choix les pommades suivantes :

Cérat de Galien. , ... , . .	30 grammes.
Sous-acétate de plomb	10 —
Cire jaune liquéfiée . . . . . ,	80 —
Huile rosat. . . . . , ...	160 —
Extrait de saturne	20 —
Camphre. . . . . . , ...	10 —
M. S. A.	

Opium . . . . . . , ...   10   —
Camphre.   5   —
Carbonate d'ammoniaque . . .   10   —
Acétate de plomb.   20   —
Axonge , . . , ...   120   —
          M. S. A

          ou   { Sous-borate de soude 10 gr.
frictionner avec :   { Onguent rosat 40 gr.
                                  M. S. A.
ou encore cautériser au bouton de platine rougi...

Les **éruptions** au visage, les taches dites farineus e s
la couperose au début, l'acné, l'herpès, l'eczéma, le lupus
les furoncles, sont plus ou moins fréquents dans les deux
sexes ; quelques-unes de ces manifestations apparaissent plutôt à l'époque de la puberté et chez la femme,
ves la ménopause. Le *lupus* maladie dévorante, phagédé-
nique est plutôt rare ; c'est une tuberculose de la peau du
visage, le plus souvent incurable ; on a obtenu cependant des guérisons, ainsi que Foveau de Courmelles et
d'autres auteurs l'ont signalé, par la lumière électrique
et les rayons X.

Les changements de saison, l'état de l'appareil
digestif influencent les éruptions. Le traitement doit
alors être externe et interne : les préparations arséni-
cales, sulfureuses, sulfo-arsenicales, complèteront les
pommades à l'alun, au borax, au tannin . ., s'il s'agit
de petites irritations, l'amidon de riz est indiqué,
malheureusement, comme il est peu adhérent et cher,

le commerce lui associe généralement de l'albâtre, du talc, de la craie, du bismuth, du plâtre .., toutes substances très dangereuses pour la peau et qui la ternissent rapidement.

Le voile évite aussi dans ces cas, le choc brusque de l'air et des poussières, mais c'est aux dépens de l'expression du visage tout en exagérant la sensibilité.

Les **yeux** reflètent l'âme et la santé. La sclérotique de de l'hépatique, au foie malade, est jaune. On doit protéger les paupières des lumières trop brusques et des intempéries ; le *ptosis* ou leur chute se trouvera bien de la faradisation. Leur muqueuse est très facilement irritable par la poussière, le froid, le chaud, et les cyclistes feront bien d'y veiller ; cette muqueuse décolorée indique l'anémie et la chlorose. La *pupille* dilatée est souvent regardée comme un signe de beauté ; le café, la strychnine, les vins généreux agrandissent cette ouverture de l'iris, comme aussi une goutte d'atropine ou de duboisine dans l'œil, ces derniers moyens sont des plus dangereux : l'inégale dilatation des pupilles est souvent, en médecine, un symptôme grave.

L'absence de cils et de sourcils se combat généralement par des crayons qui en donnent la tache, le noir, mais on vient d'innover, d'en implanter : ce sont des cheveux, ou plutôt un long cheveu que l'on coud dans les tissus et dont on laisse dépasser des boucles, la couture faite, on coupe les boucles à leur extrémité ; ce qui fait deux poils de cil ou de sourcil pour chaque boucle.

Cette opération serait à recommencer tous les six mois.

Le **nez** peut être redressé, aminci..., ainsi que nous l'avons dit; c'est l'organe le plus soumis aux éruptions acnéiques ou eczémateuses, le désespoir des patients des deux sexes, puisqu'il donne l'aspect réprouvé du buveur. Les rougeurs consécutives, les engelures sont dans le même cas. L'aspect du nez facilite donc le diagnostic médical ; décoloré et effilé, il annonce la phtisie ou la chlorose; rouge et gras, la pléthore et l'arthritisme. Le lymphatisme, les affections digestives ou génitales (constipation, leucorhée...) provoquent souvent des gonflement douloureux du nez, fort désagréables, et apparaissent surtout chez les femmes, au moindre changement dans leurs habitudes, leurs repas... Là encore, on devra soigner l'état général, et si l'herpétisme est la note dominante, le régime alimentaire sera sévèrement surveillé, avec la proscription classique des crustacés, des poissons, des condiments.

Le nez est sujet aux gerçures, aux engelures comme les pommettes, les lèvres, les doigts ou les orteils, et on les soigne de même.

Les **oreilles** en tant que forme, beauté, aspect extérieur seulement nous intéressent. Une belle oreille, distinguée comme l'individu qui la porte, doit être blanche, souple, élégante de forme et d'attache. Le lobule est bien détaché si l'on est né le jour, dit-on, ou au contraire, soudé, si l'on a vu... le jour, la nuit!

L'oreille est-elle rouge, rude, épaisse, à contour difforme et mal attaché, l'être est vraisemblablement ignoble et bestial. Tous les intermédiaires entre ces deux types peuvent exister.

Par un reste de sauvagerie — on ne peut appeler la chose autrement, si l'on compare à la place près, les anneaux d'or que se mettent les sauvages dans le nez — on s'introduit encore des objets dans les oreilles ! Au point de vue esthétique, les boucles d'oreilles ont une utilité négative comme celle qui soi-disant les fait empêcher bien des maux d'arriver à qui les porte ; au contraire, des eczémas chroniques, des abcès déformants et gagnant même le voisinage, le cou, n'ont pas d'autre origine. Sans aller aussi loin dans la voie pessimiste, ce qui est certain, ce sont les cicatrisations vicieuses qui en découlent et divisent le lobule auriculaire...

La **bouche** doit être arrondie, bien dessinée, plutôt petite à *lèvres* purpurines, ni trop épaisses — signe de sensualité — ni trop minces, signe de raideur et de dureté. — Il faut éviter de les mordre, ce qui ne les rend rouges que momentanément pour les laisser immédiatement plus pâles. La pommade rosat, le bâton de rouge au raisin peuvent les protéger contre l'air extérieur. Au dedans, les *dents* doivent être blanches, régulières, saines, bien plantées. Elles doivent être maintenues telles par les soins appropriés, la propreté de la bouche ; il faut savoir *Comment on défend ses dents*. Si elles sont irrégulières et chevauchent, la traction par fils spéciaux, arrive actuellement, sans appareils prothétiques coûteux, à la régularité. Les *gencives* doivent être rouges et saines.

Le front et les cheveux complètent la physionomie. La forme du front est relativement indépendante de la volonté, bien que le travailleur cérébral le développe par cela même ; quant à la peau qui le recouvre, les soins à lui donner, les rides à éliminer ou à empêcher nous ont suffisamment occupé déjà pour que nous n'y revenions pas. Les cheveux se doivent défendre, sinon la *canitie* et la *calvitie* les guettent ; les lavages trop fréquents leur sont préjudiciables, en les tenant humides ; on peut les laver de temps en temps avec de l'eau de camomille additionnée d'un peu de saponaire et de très peu de carbonate de potasse. L'éther de pétrole, dangereux près de la lumière, est un excellent tonique en même temps qu'un très bon agent de propreté des cheveux. Le cuir chevelu trop sec ou trop gras, en relation avec la santé générale, est également mauvais pour les cheveux, et il appartient de le soigner ; la faradisation et le massage sont excellents ; les migraineux perdent facilement leurs cheveux, aussi sont-ils étonnés quand ils font de la franklinisation d'en voir la consolidation et la souplesse, en même temps que s'améliore l'état général et disparaît la migraine, aussi était-il bon, en passant, de signaler cette action spéciale de l'électricité statique.

Formulaire du Visage

Hygiène

Eau de Portugal.

Alcool rectifié......................	4 litres 54	
Essence d'écorce d'oranger...........	225 grammes	
— de zestes de citron..........	56	—
— de bergamote...............	28	—
— de roses...................	7	—

Mêlez

Eau de Hongrie.

Alcool rectifié..................	2 litres 27	
Essence de romarin de Hongrie.	28 grammes	
— d'écorce de citron...........	14	—
— de mélisse.................	14	—
— de menthe	4	—
Esprit de roses....................	28 centilitres	
Extrait de fleurs d'oranger..	28	—

Mêlez.

(1) Consulter aussi : *Le Formulaire pratique des Parfums et des Fards*, par le docteur Henry La Bonne, Paris 1901.

Eau de Cologne.

Essence de citron..................... 10 grammes
   — de bergamote............⎰ à à 5 —
   — de cédrat...............⎱
   — d'orange...............⎰ à à 2 —
   — de néroli..............⎱
   — de lavande.............⎰ à à 10 —
   — de romarin............⎱
Alcool à 90°..................... 2 litres
Mêlez.

Eau de Cologne antiseptique.

Eau de Cologne .... 350 grammes
Hydrate de chloral................ 10 —
Sulfate de quinine................ 1 —
Acide phénique pur........ ... ... 2 —
Essence de lavande................ 1 gr. 50

M. S. A.

Vinaigre aromatique anglais.

Acide acétique cristallisable......... 1000 grammes
Camphre......... ... ... 100 —
Huile volatile de lavande.......... 1 —
   — de girofle.... .... 2 —
   — cannelle........... 2 —

M. S. A.

Vinaigre antiseptique de Pennès.

Acide salicylique	300	grammes
Acétate d'albumine	300	—
Alcool concentré d'Eucalyptus globulus	1000	—
— de verveine.........	9000	—
— de lavande..........	1000	—
— de benjoin..........	100	—
Acide acétique à 8°	1000	—

Mêlez exactement, agitez souvent pendant 2 ou 3 jours et filtre pour conserver. Ne pas employer pur.

Vinaigre de toilette.

Pétales desséchées de roses rouges...:	100	grammes
Vinaigre blanc..........	980	—
Acide acétique cristallisable.........	20	—

Faire macérer dans un matras pendant 15 jours, passer et filtrer le *vinaigre rosal* ainsi obtenus, ajouter :

Teinture d'ambre gris..............	10	—
Alcoolé de lavande.......	100	—

M.

Eau de lavande anglaise.

Alcool rectifié....................	755	grammes
Eau de rose.......................	375	—
Essence de bergamote..............	4	—

Ammoniaque liquide............................ 2 —
Huile de lavande .... 15 —
Fleurs de lavande .... 30 —
Ambre gris ....⎫
Musc...⎭ à à 0.20 centigr.

Distiller pour obtenir 1 kg. de produit.

FIN

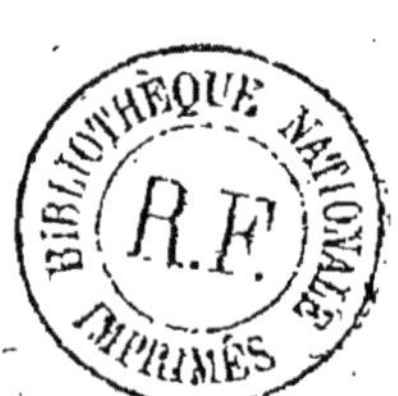

TABLE DES MATIÈRES

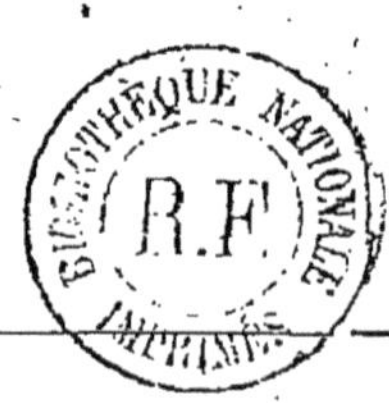